HEIßLUFTFRITTEUSE REZEPTBUCH

MITTAGESSEN UND SEITLICHE GERICHTSREZEPTE

REZEPTE FÜR ANFÄNGER

2021

JENNIFER WILSON

Inhaltsverzeichnis

3

Einführung

Suchen Sie immer nach einfacheren und moderneren Möglichkeiten, um die besten Mahlzeiten für Sie und alle Ihre Lieben zuzubereiten?

Suchen Sie ständig nach nützlichen Küchengeräten, mit denen Ihre Arbeit in der Küche mehr Spaß macht?

Nun, Sie müssen nicht mehr suchen! Wir präsentieren Ihnen heute das beste Küchengerät, das derzeit auf dem Markt erhältlich ist: die Luftfritteuse!

Luftfritteusen sind aus so vielen Gründen einfach die besten Küchengeräte.

Möchten Sie mehr über Luftfritteusen erfahren? Dann pass als nächstes auf!

Zunächst müssen Sie wissen, dass Luftfritteusen spezielle und revolutionäre Küchengeräte sind, die Ihre Speisen mit heißer Luft zirkulieren lassen. Diese Werkzeuge verwenden eine spezielle Technologie, die als Schnelllufttechnologie bezeichnet wird. Daher ist alles, was Sie in diesen Friteusen kochen, innen saftig und außen perfekt zubereitet.

Das nächste, was Sie über Luftfritteusen herausfinden müssen, ist, dass Sie so ziemlich alles kochen, backen, dämpfen und braten können, was Sie sich vorstellen können.

Zu guter Letzt sollten Sie wissen, dass Luftfritteusen Ihnen helfen, Ihre Mahlzeiten viel gesünder zuzubereiten.
So viele Menschen auf der ganzen Welt haben sich einfach in dieses großartige und erstaunliche Werkzeug verliebt, und jetzt sind Sie an der Reihe, einer von ihnen zu werden.

Also... kurz gesagt, wir empfehlen Ihnen, sofort eine Luftfritteuse zu kaufen und dieses Kochjournal so schnell wie möglich in die Hände zu bekommen!

Wir können Ihnen versichern, dass alle Mahlzeiten, die Sie in Ihrer Luftfritteuse kochen, so gut schmecken und dass jeder von nun an Ihre Kochkünste bewundern wird!

Also lasst uns anfangen!
Viel Spaß beim Kochen mit Ihrer tollen Luftfritteuse!

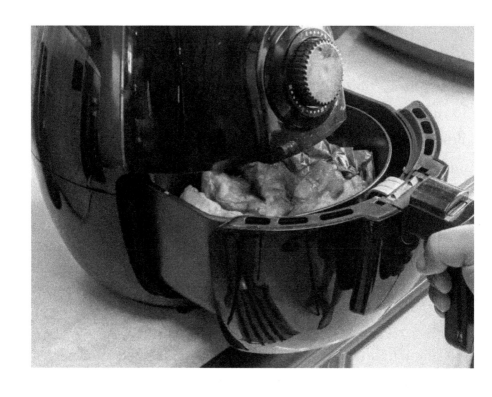

Air Fryer Mittagessen Rezepte

Linsen Krapfen

Zubereitungszeit: 10 Minuten Garzeit: 10 Minuten Portionen: 2

Zutaten:

- 1 Tasse gelbe Linsen, 1 Stunde in Wasser eingeweicht und abtropfen lassen
- 1 scharfe Chilischote, gehackt
- 1 Zoll Ingwerstück, gerieben
- ½ Teelöffel Kurkumapulver
- 1 Teelöffel Garam Masala
- 1 Teelöffel Backpulver
- Salz und schwarzer Pfeffer nach Geschmack
- 2 Teelöffel Olivenöl
- 1/3 Tasse Wasser
- ½ Tasse Koriander, gehackt
- 1 und ½ Tasse Spinat, gehackt
- 4 gehackte Knoblauchzehen
- ¾ Tasse rote Zwiebel, gehackt
- Minz-Chutney zum Servieren

Richtungen:

1. Mischen Sie in Ihrem Mixer Linsen mit Chili-Pfeffer, Ingwer, Kurkuma, Garam Masala, Backpulver, Salz, Pfeffer, Olivenöl, Wasser, Koriander, Spinat, Zwiebel und Knoblauch, mischen Sie gut und formen Sie mittlere Kugeln aus dieser Mischung.
2. Legen Sie sie alle in Ihre vorgeheizte Luftfritteuse bei 400 Grad F und kochen Sie sie 10 Minuten lang.
3. Servieren Sie Ihre Gemüsekrapfen zum Mittagessen mit einem Beilagensalat.

Genießen!

Ernährung: Kalorien 142, Fett 2, Ballaststoffe 8, Kohlenhydrate 12, Protein 4

Kartoffelsalat zum Mittagessen

Zubereitungszeit: 10 Minuten Garzeit: 25 Minuten Portionen: 4

Zutaten:

- 2 Pfund rote Kartoffeln, halbiert
- 2 Esslöffel Olivenöl
- Salz und schwarzer Pfeffer nach Geschmack
- 2 grüne Zwiebeln, gehackt
- 1 rote Paprika, gehackt
- 1/3 Tasse Zitronensaft
- 3 Esslöffel Senf

Richtungen:

1. Mischen Sie auf dem Korb Ihrer Luftfritteuse Kartoffeln mit der Hälfte des Olivenöls, Salz und Pfeffer und kochen Sie die Friteuse 25 Minuten lang bei 350 Grad Fahrenheit.
2. In einer Schüssel Zwiebeln mit Paprika und Bratkartoffeln mischen und verrühren.
3. In einer kleinen Schüssel Zitronensaft mit dem Rest des Öls und Senf mischen und gut verquirlen.
4. Fügen Sie dies Kartoffelsalat hinzu, werfen Sie gut und dienen Sie zum Mittagessen.

Genießen!

Ernährung: Kalorien 211, Fett 6, Ballaststoffe 8, Kohlenhydrate 12, Protein 4

Maisauflauf

Zubereitungszeit: 10 Minuten Garzeit: 15 Minuten Portionen: 4

Zutaten:

- 2 Tassen Mais
- 3 Esslöffel Mehl
- 1 Ei
- ¼ Tasse Milch
- ½ Tasse leichte Creme
- ½ Tasse Schweizer Käse, gerieben
- 2 Esslöffel Butter
- Salz und schwarzer Pfeffer nach Geschmack
- Kochspray

Richtungen:

1. In einer Schüssel Mais mit Mehl, Ei, Milch, leichter Sahne, Käse, Salz, Pfeffer und Butter mischen und gut umrühren.

2. Fetten Sie die Pfanne Ihrer Luftfritteuse mit Kochspray ein, gießen Sie die Sahnemischung ein, verteilen Sie sie und kochen Sie sie 15 Minuten lang bei 320 Grad Fahrenheit.

3. Zum Mittagessen warm servieren.

Genießen!

Ernährung: Kalorien 281, Fett 7, Ballaststoffe 8, Kohlenhydrate 9, Protein 6

Speck-Knoblauch-Pizza

Zubereitungszeit: 10 Minuten **Garzeit:** 10 Minuten **Portionen:** 4

Zutaten:

- 4 Brötchen, gefroren
- 4 Knoblauchzehen gehackt
- ½ Teelöffel Oregano getrocknet
- ½ Teelöffel Knoblauchpulver
- 1 Tasse Tomatensauce
- 8 Speckscheiben, gekocht und gehackt
- 1 und ¼ Tasse Cheddar-Käse, gerieben
- Kochspray

Richtungen:

1. Legen Sie die Brötchen auf eine Arbeitsfläche und drücken Sie sie, um 4 Ovale zu erhalten.
2. Sprühen Sie jedes Oval mit Kochspray ein, geben Sie es in Ihre Luftfritteuse und kochen Sie es 2 Minuten lang bei 37 ° C.

3. Jedes Oval mit Tomatensauce bestreichen, Knoblauch teilen, Oregano und Knoblauchpulver darüber streuen und mit Speck und Käse belegen.

4. Bringen Sie die Pizzen wieder in Ihre beheizte Luftfritteuse und kochen Sie sie weitere 8 Minuten bei 37 ° C.

5. Servieren Sie sie warm zum Mittagessen.

Genießen!

Ernährung: Kalorien 217, Fett 5, Ballaststoffe 8, Kohlenhydrate 12, Protein 4

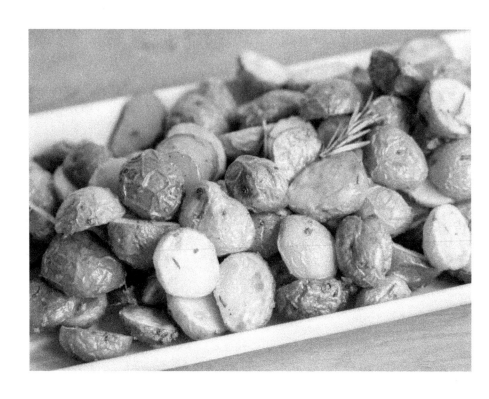

Süß-saure Wurstmischung

Zubereitungszeit: 10 Minuten Garzeit: 10 Minuten Portionen: 4

Zutaten:

- 1 Pfund Würstchen, in Scheiben geschnitten
- 1 rote Paprika, in Streifen geschnitten
- ½ Tasse gelbe Zwiebel, gehackt
- 3 Esslöffel brauner Zucker
- 1/3 Tasse Ketchup
- 2 Esslöffel Senf
- 2 Esslöffel Apfelessig
- ½ Tasse Hühnerbrühe

Richtungen:

1. In einer Schüssel Zucker mit Ketchup, Senf, Brühe und Essig mischen und gut verquirlen.

2. Mischen Sie in der Pfanne Ihrer Luftfritteuse Wurstscheiben mit Paprika, Zwiebeln und süß-saurer Mischung, werfen Sie sie und kochen Sie sie 10 Minuten lang bei 350 Grad Fahrenheit.

3. In Schalen teilen und zum Mittagessen servieren.

Genießen!

Ernährung: Kalorien 162, Fett 6, Ballaststoffe 9, Kohlenhydrate 12, Protein 6

Fleischbällchen und Tomatensauce

Zubereitungszeit: 10 Minuten Garzeit: 15 Minuten Portionen: 4

Zutaten:

- 1 Pfund mageres Rindfleisch, gemahlen
- 3 grüne Zwiebeln, gehackt
- 2 gehackte Knoblauchzehen
- 1 Eigelb
- ¼ Tasse Semmelbrösel
- Salz und schwarzer Pfeffer nach Geschmack
- 1 Esslöffel Olivenöl
- 16 Unzen Tomatensauce
- 2 Esslöffel Senf

Richtungen:

1. In einer Schüssel Rindfleisch mit Zwiebeln, Knoblauch, Eigelb, Semmelbröseln, Salz und Pfeffer mischen, gut umrühren und mittelgroße Fleischbällchen aus dieser Mischung formen.

2. Fetten Sie die Fleischbällchen mit dem Öl ein, legen Sie sie in Ihre Luftfritteuse und kochen Sie sie 10 Minuten lang bei 400 Grad Fahrenheit.

3. In einer Schüssel Tomatensauce mit Senf mischen, verquirlen, über Fleischbällchen geben, werfen und weitere 5 Minuten bei 400 Grad Celsius kochen.

4. Fleischbällchen und Sauce auf Teller verteilen und zum Mittagessen servieren.

Genießen!

Ernährung: Kalorien 300, Fett 8, Ballaststoffe 9, Kohlenhydrate 16, Protein 5

Gefüllte Fleischbällchen

Zubereitungszeit: 10 Minuten Garzeit: 10 Minuten Portionen: 4

Zutaten:

- 1/3 Tasse Semmelbrösel
- 3 Esslöffel Milch
- 1 Esslöffel Ketchup
- 1 Ei
- ½ Teelöffel Majoran, getrocknet
- Salz und schwarzer Pfeffer nach Geschmack
- 1 Pfund mageres Rindfleisch, gemahlen
- 20 Cheddar-Käsewürfel
- 1 Esslöffel Olivenöl

Richtungen:

1. In einer Schüssel Semmelbrösel mit Ketchup, Milch, Majoran, Salz, Pfeffer und Ei mischen und gut verquirlen.

2. Fügen Sie Rindfleisch hinzu, rühren Sie um und formen Sie 20 Fleischbällchen aus dieser Mischung.

3. Formen Sie jeden Fleischbällchen um einen Käsewürfel, beträufeln Sie ihn mit dem Öl und reiben Sie ihn ein.

4. Legen Sie alle Fleischbällchen in Ihre vorgeheizte Luftfritteuse und kochen Sie sie 10 Minuten lang bei 390 Grad Fahrenheit.

5. Servieren Sie sie zum Mittagessen mit einem Beilagensalat.

Genießen!

Ernährung: Kalorien 200, Fett 5, Ballaststoffe 8, Kohlenhydrate 12, Protein 5

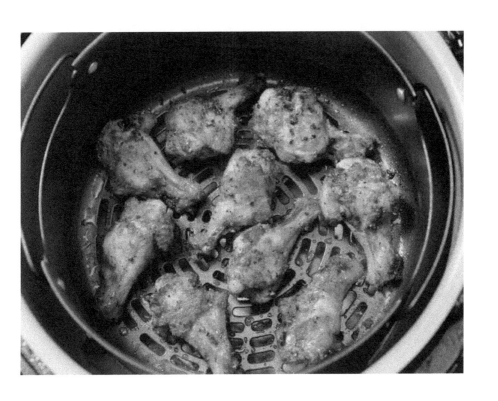

Steaks und Kohl

Zubereitungszeit: 10 Minuten Garzeit: 10 Minuten Portionen: 4

Zutaten:

- ½ Pfund Lendensteak, in Streifen geschnitten
- 2 Teelöffel Maisstärke
- 1 Esslöffel Erdnussöl
- 2 Tassen Grünkohl, gehackt
- 1 gelbe Paprika, gehackt
- 2 grüne Zwiebeln, gehackt
- 2 gehackte Knoblauchzehen
- Salz und schwarzer Pfeffer nach Geschmack

Richtungen:

1. In einer Schüssel Kohl mit Salz, Pfeffer und Erdnussöl mischen, werfen, in den Korb der Luftfritteuse geben, 4 Minuten bei 37 ° C kochen und in eine Schüssel geben.

2. Fügen Sie Steakstreifen zu Ihrer Luftfritteuse hinzu, fügen Sie auch Frühlingszwiebeln, Paprika, Knoblauch, Salz und Pfeffer hinzu, werfen Sie und kochen Sie für 5 Minuten.

3. Über Kohl geben, werfen, auf Teller verteilen und zum Mittagessen servieren.

Genießen!

Ernährung: Kalorien 282, Fett 6, Ballaststoffe 8, Kohlenhydrate 14, Protein 6

Saftiges Mittagessen Putenbrust

Zubereitungszeit: 10 Minuten Garzeit: 47 Minuten Portionen: 4

Zutaten:

- 1 große Putenbrust
- 2 Teelöffel Olivenöl
- ½ Teelöffel geräucherter Paprika
- 1 Teelöffel Thymian, getrocknet
- ½ Teelöffel Salbei, getrocknet
- Salz und schwarzer Pfeffer nach Geschmack
- 2 Esslöffel Senf
- ¼ Tasse Ahornsirup
- 1 Esslöffel Butter, weich

Richtungen:

1. Die Putenbrust mit Olivenöl bestreichen, mit Salz, Pfeffer, Thymian, Paprika und Salbei würzen, einreiben, in den Korb Ihrer Luftfritteuse legen und 25 Minuten bei 350 ° F braten.

2. Truthahn umdrehen, noch 10 Minuten kochen, noch einmal umdrehen und weitere 10 Minuten kochen.

3. In der Zwischenzeit eine Pfanne mit der Butter bei mittlerer Hitze erhitzen, Senf und Ahornsirup hinzufügen, gut umrühren, einige Minuten kochen und die Hitze abnehmen.

4. Putenbrust in Scheiben schneiden, auf Teller verteilen und mit der darauf beträufelten Ahornglasur servieren.

Genießen!

Ernährung: Kalorien 280, Fett 2, Faser 7, Kohlenhydrate 16, Protein 14

Italienisches Auberginensandwich

Zubereitungszeit: 10 Minuten Garzeit: 16 Minuten Portionen: 2

Zutaten:

- 1 Aubergine, in Scheiben geschnitten
- 2 Teelöffel Petersilie, getrocknet
- Salz und schwarzer Pfeffer nach Geschmack
- ½ Tasse Semmelbrösel
- ½ Teelöffel italienisches Gewürz
- ½ Teelöffel Knoblauchpulver
- ½ Teelöffel Zwiebelpulver
- 2 Esslöffel Milch
- 4 Brotscheiben
- Kochspray
- ½ Tasse Mayonnaise
- ¾ Tasse Tomatensauce
- 2 Tassen Mozzarella, gerieben

Richtungen:

1. Auberginenscheiben mit Salz und Pfeffer würzen, 10 Minuten ruhen lassen und dann gut trocken tupfen.

2. In einer Schüssel Petersilie mit Semmelbröseln, italienischem Gewürz, Zwiebel-Knoblauch-Pulver, Salz und schwarzem Pfeffer mischen und umrühren.

3. In einer anderen Schüssel Milch mit Mayo mischen und gut verquirlen.

4. Bürsten Sie Auberginenscheiben mit Mayo-Mix, tauchen Sie sie in Semmelbrösel, legen Sie sie in den Korb Ihrer Luftfritteuse, sprühen Sie sie mit Speiseöl ein und kochen Sie sie 15 Minuten lang bei 400 Grad Fahrenheit. Drehen Sie sie nach 8 Minuten um.

5. Jede Brotscheibe mit Olivenöl bestreichen und 2 auf einer Arbeitsfläche anordnen.

6. Fügen Sie jeweils Mozzarella und Parmesan hinzu, fügen Sie gebackene Auberginenscheiben hinzu, verteilen Sie Tomatensauce und Basilikum und geben Sie die anderen Brotscheiben mit der gefetteten Seite nach unten darauf.

7. Sandwiches auf Teller verteilen, halbieren und zum Mittagessen servieren.

Genießen!

Ernährung: Kalorien 324, Fett 16, Ballaststoffe 4, Kohlenhydrate 39, Protein 12

Cremiger Hühnereintopf

Zubereitungszeit: 10 Minuten Garzeit: 25 Minuten Portionen: 4

Zutaten:

- 1 und ½ Tassen Selleriecremesuppe in Dosen
- 6 Hühnchentender
- Salz und schwarzer Pfeffer nach Geschmack
- 2 Kartoffeln, gehackt
- 1 Lorbeerblatt
- 1 Thymianquelle, gehackt
- 1 Esslöffel Milch
- 1 Eigelb
- ½ Tasse Sahne

Richtungen:

1. Mischen Sie in einer Schüssel Hühnchen mit Selleriecreme, Kartoffeln, Sahne, Lorbeerblatt, Thymian, Salz und Pfeffer, werfen Sie es, gießen Sie es in die Pfanne Ihrer Luftfritteuse und kochen Sie es 25 Minuten lang bei 320 Grad Fahrenheit.

2. Lassen Sie Ihren Eintopf etwas abkühlen, werfen Sie das Lorbeerblatt weg, teilen Sie es auf die Teller und servieren Sie es sofort.

Genießen!

Ernährung: Kalorien 300, Fett 11, Faser 2, Kohlenhydrate 23, Protein 14

Mittagessen Schweinefleisch und Kartoffeln

Zubereitungszeit: 10 Minuten Garzeit: 25 Minuten Portionen: 2

Zutaten:

- 2 Pfund Schweinelende
- Salz und schwarzer Pfeffer nach Geschmack
- 2 rote Kartoffeln, in mittlere Stücke geschnitten
- ½ Teelöffel Knoblauchpulver
- ½ Teelöffel rote Pfefferflocken
- 1 Teelöffel Petersilie, getrocknet
- Ein Spritzer Balsamico-Essig

Richtungen:

1. Mischen Sie in der Pfanne Ihrer Luftfritteuse Schweinefleisch mit Kartoffeln, Salz, Pfeffer, Knoblauchpulver, Pfefferflocken, Petersilie und Essig, werfen Sie es und kochen Sie es 25 Minuten lang bei 390 Grad Fahrenheit.

2. Schweinefleisch in Scheiben schneiden, Kartoffeln auf Teller teilen und zum Mittagessen servieren.

Genießen!

Ernährung: Kalorien 400, Fett 15, Ballaststoffe 7, Kohlenhydrate 27, Protein 20

Truthahnkuchen

Zubereitungszeit: 10 Minuten Garzeit: 10 Minuten Portionen: 4

Zutaten:

- 6 gehackte Pilze
- 1 Teelöffel Knoblauchpulver
- 1 Teelöffel Zwiebelpulver
- Salz und schwarzer Pfeffer nach Geschmack
- 1 und ¼ Pfund Putenfleisch, gemahlen
- Kochspray
- Tomatensauce zum Servieren

Richtungen:

1. Mischen Sie in Ihrem Mixer die Pilze mit Salz und Pfeffer, pulsieren Sie gut und geben Sie sie in eine Schüssel.

2. Fügen Sie Truthahn, Zwiebelpulver, Knoblauchpulver, Salz und Pfeffer hinzu, rühren Sie um und formen Sie Kuchen aus dieser Mischung.

3. Sprühen Sie sie mit Kochspray ein, geben Sie sie in Ihre Luftfritteuse und kochen Sie sie 10 Minuten lang bei 320 Grad Fahrenheit.

4. Servieren Sie sie mit Tomatensauce und einem leckeren Beilagensalat.

Genießen!

Ernährung: Kalorien 202, Fett 6, Ballaststoffe 3, Kohlenhydrate 17, Protein 10

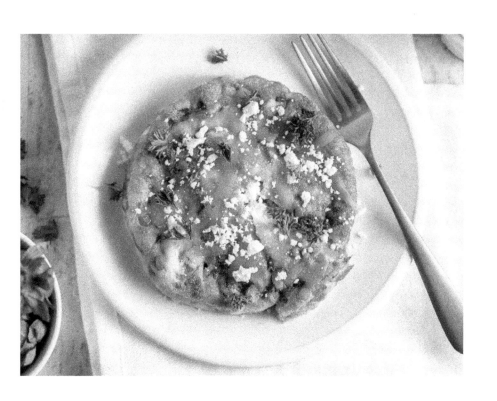

Käse-Ravioli und Marinara-Sauce

Zubereitungszeit: 10 Minuten Garzeit: 8 Minuten Portionen: 6

Zutaten:

- 20 Unzen Käseravioli
- 10 Unzen Marinara-Sauce
- 1 Esslöffel Olivenöl
- 1 Tasse Buttermilch
- 2 Tassen Semmelbrösel
- ¼ Tasse Parmesan, gerieben

Richtungen:

1. Buttermilch in eine Schüssel geben und Semmelbrösel in eine andere Schüssel geben.

2. Tauchen Sie Ravioli in Buttermilch, dann in Semmelbrösel und legen Sie sie in Ihre Luftfritteuse auf ein Backblech.

3. Nieselregen Sie Olivenöl darüber, kochen Sie es 5 Minuten lang bei 400 Grad Fahrenheit, teilen Sie es auf Teller, streuen Sie Parmesan darüber und servieren Sie es zum Mittagessen

Genießen!

Ernährung: Kalorien 270, Fett 12, Ballaststoffe 6, Kohlenhydrate 30, Protein 15

Rinderragout

Zubereitungszeit: 10 Minuten Garzeit: 20 Minuten Portionen: 4

Zutaten:

- 2 Pfund Rindfleisch, in mittlere Stücke geschnitten
- 2 Karotten, gehackt
- 4 Kartoffeln, gehackt
- Salz und schwarzer Pfeffer nach Geschmack
- 1 Liter Gemüsebrühe
- ½ Teelöffel geräucherter Paprika
- Eine Handvoll Thymian, gehackt

Richtungen:

1. Mischen Sie in einem Gericht, das zu Ihrer Luftfritteuse passt, Rindfleisch mit Karotten, Kartoffeln, Brühe, Salz, Pfeffer, Paprika und Thymian, rühren Sie um, legen Sie es in den Korb der Luftfritteuse und kochen Sie es 20 Minuten lang bei 375 Grad Fahrenheit.
2. In Schalen teilen und sofort zum Mittagessen servieren.

Genießen!

Ernährung: Kalorien 260, Fett 5, Ballaststoffe 8, Kohlenhydrate 20, Protein 22

Fleischbällchen Sandwich

Zubereitungszeit: 10 Minuten Garzeit: 22 Minuten Portionen: 4

Zutaten:

- 3 Baguettes, mehr als zur Hälfte in Scheiben geschnitten
- 14 Unzen Rindfleisch, gemahlen
- 7 Unzen Tomatensauce
- 1 kleine Zwiebel, gehackt
- 1 Ei, geschlagen
- 1 Esslöffel Semmelbrösel
- 2 Esslöffel Cheddar-Käse, gerieben
- 1 Esslöffel Oregano, gehackt
- 1 Esslöffel Olivenöl
- Salz und schwarzer Pfeffer nach Geschmack
- 1 Teelöffel Thymian, getrocknet
- 1 Teelöffel Basilikum, getrocknet

Richtungen:

1. Kombinieren Sie in einer Schüssel Fleisch mit Salz, Pfeffer, Zwiebeln, Semmelbröseln, Ei, Käse, Oregano, Thymian und Basilikum, rühren Sie um, formen Sie mittelgroße Fleischbällchen und geben Sie sie in Ihre Luftfritteuse, nachdem Sie sie mit dem Öl eingefettet haben.

2. Kochen Sie sie 12 Minuten lang bei 375 Grad Fahrenheit und drehen Sie sie zur Hälfte um.

3. Tomatensauce hinzufügen, Fleischbällchen noch 10 Minuten kochen und auf geschnittenen Baguettes anrichten.

4. Servieren Sie sie sofort.

Genießen!

Ernährung: Kalorien 380, Fett 5, Ballaststoffe 6, Kohlenhydrate 34, Protein 20

Speckpudding

Zubereitungszeit: 10 Minuten Garzeit: 30 Minuten Portionen: 6

Zutaten:

- 4 Speckstreifen, gekocht und gehackt
- 1 Esslöffel Butter, weich
- 2 Tassen Mais
- 1 gelbe Zwiebel, gehackt
- ¼ Tasse Sellerie, gehackt
- ½ Tasse rote Paprika, gehackt
- 1 Teelöffel Thymian, gehackt
- 2 Teelöffel Knoblauch, gehackt
- Salz und schwarzer Pfeffer nach Geschmack
- ½ Tasse Sahne
- 1 und ½ Tassen Milch
- 3 Eier, geschlagen
- 3 Tassen Brot, gewürfelt
- 4 Esslöffel Parmesan, gerieben
- Kochspray

Richtungen:

1. Fetten Sie die Pfanne Ihrer Luftfritteuse mit Koksspray ein.

2. In einer Schüssel Speck mit Butter, Mais, Zwiebeln, Paprika, Sellerie, Thymian, Knoblauch, Salz, Pfeffer, Milch, Sahne, Eiern und Brotwürfeln mischen, werfen, in eine gefettete Pfanne gießen und den Käse darüber streuen

3. Fügen Sie dies Ihrer vorgeheizten Luftfritteuse bei 320 Grad hinzu und kochen Sie es 30 Minuten lang.

4. Auf Teller verteilen und warm für ein schnelles Mittagessen servieren.

Genießen!

Ernährung: Kalorien 276, Fett 10, Ballaststoffe 2, Kohlenhydrate 20, Protein 10

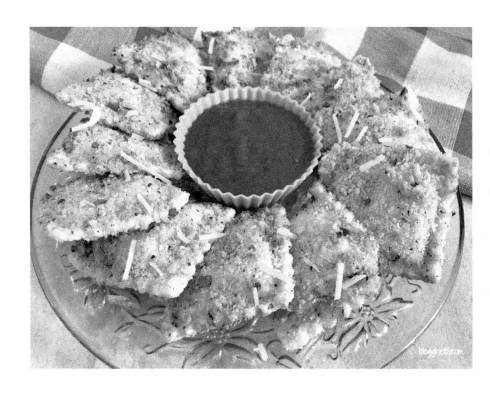

Spezielles Mittagessen Meeresfrüchte-Eintopf

Zubereitungszeit: 10 Minuten Garzeit: 20 Minuten Portionen: 4

Zutaten:

- 5 Unzen weißer Reis
- 2 Unzen Erbsen
- 1 rote Paprika, gehackt
- 14 Unzen Weißwein
- 3 Unzen Wasser
- 2 Unzen Tintenfischstücke
- 7 Unzen Muscheln
- 3 Unzen Wolfsbarschfilet, ohne Haut, ohne Knochen und gehackt
- 6 Jakobsmuscheln
- 3,5 Unzen Muscheln
- 4 Garnelen
- 4 Krebse
- Salz und schwarzer Pfeffer nach Geschmack
- 1 Esslöffel Olivenöl

Richtungen:

1. Mischen Sie in der Pfanne Ihrer Luftfritteuse Wolfsbarsch mit Garnelen, Muscheln, Jakobsmuscheln, Krebsen, Muscheln und Tintenfisch.
2. Fügen Sie das Öl, Salz und Pfeffer hinzu und werfen Sie, um zu beschichten.
3. In einer Schüssel Erbsensalz, Pfeffer, Paprika und Reis mischen und umrühren.
4. Fügen Sie dies über Meeresfrüchten hinzu, fügen Sie auch Jammern und Wasser hinzu, stellen Sie die Pfanne in Ihre Luftfritteuse und kochen Sie sie 20 Minuten lang bei 400 Grad Fahrenheit unter halbem Rühren.
5. In Schalen teilen und zum Mittagessen servieren. Genießen!

Ernährung: Kalorien 300, Fett 12, Ballaststoffe 2, Kohlenhydrate 23, Protein 25

Air Fried Thai Salat

Zubereitungszeit: 10 Minuten Garzeit: 5 Minuten Portionen: 4

Zutaten:

- 1 Tasse Karotten, gerieben
- 1 Tasse Rotkohl, zerkleinert
- Eine Prise Salz und schwarzer Pfeffer
- Eine Handvoll Koriander, gehackt
- 1 kleine Gurke, gehackt
- Saft aus 1 Limette
- 2 Teelöffel rote Curry-Paste
- 12 große Garnelen, gekocht, geschält und entdarmt

Richtungen:

1. Mischen Sie in einer Pfanne, die zu Ihnen passt, Kohl mit Karotten, Gurken und Garnelen, werfen Sie sie, geben Sie sie in Ihre Luftfritteuse und kochen Sie sie 5 Minuten lang bei 360 Grad Fahrenheit.
2. Salz, Pfeffer, Koriander, Limettensaft und rote Curry-Paste hinzufügen, erneut werfen, auf Teller verteilen und sofort servieren.

Genießen!

Ernährung: Kalorien 172, Fett 5, Ballaststoffe 7, Kohlenhydrate 8, Protein 5

Süßkartoffel-Auflauf

Zubereitungszeit: 10 Minuten Garzeit: 50 Minuten Portionen: 6

Zutaten:

- 3 große Süßkartoffeln, mit einer Gabel gestochen
- 1 Tasse Hühnerbrühe
- Salz und schwarzer Pfeffer nach Geschmack
- Eine Prise Cayennepfeffer
- ¼ Teelöffel Muskatnuss, gemahlen
- 1/3 Tasse Kokoscreme

Richtungen:

1. Legen Sie Süßkartoffeln in Ihre Luftfritteuse, kochen Sie sie 40 Minuten lang bei 350 Grad Fahrenheit, kühlen Sie sie ab, schälen Sie sie, hacken Sie sie grob und geben Sie sie in eine Pfanne, die zu Ihrer Luftfritteuse passt.

2. Fügen Sie Brühe, Salz, Pfeffer, Cayennepfeffer und Kokoscreme hinzu, werfen Sie sie, geben Sie sie in Ihre Luftfritteuse und kochen Sie sie weitere 10 Minuten bei 360 Grad Fahrenheit.

3. Auflauf in Schalen teilen und servieren.

Genießen!

Ernährung: Kalorien 245, Fett 4, Ballaststoffe 5, Kohlenhydrate 10, Protein 6

Zucchini Auflauf

Zubereitungszeit: 10 Minuten Garzeit: 16 Minuten Portionen: 8

Zutaten:

- 1 Tasse Gemüsebrühe
- 2 Esslöffel Olivenöl
- 2 Süßkartoffeln, geschält und in mittlere Stücke geschnitten
- 8 Zucchini, in mittlere Keile geschnitten
- 2 gelbe Zwiebeln, gehackt
- 1 Tasse Kokosmilch
- Salz und schwarzer Pfeffer nach Geschmack
- 1 Esslöffel Sojasauce
- ¼ Teelöffel Thymian, getrocknet
- ¼ Teelöffel Rosmarin, getrocknet
- 4 Esslöffel Dill, gehackt
- ½ Teelöffel Basilikum, gehackt

Richtungen:

1. Erhitzen Sie eine Pfanne, die zu Ihrer Luftfritteuse passt, mit dem Öl bei mittlerer Hitze, fügen Sie Zwiebeln hinzu, rühren Sie um und kochen Sie sie 2 Minuten lang.

2. Fügen Sie Zucchini, Thymian, Rosmarin, Basilikum, Kartoffel, Salz, Pfeffer, Brühe, Milch, Sojasauce und Dill hinzu, rühren Sie um, geben Sie sie in Ihre Luftfritteuse, kochen Sie sie 14 Minuten lang bei 360 Grad Fahrenheit, verteilen Sie sie auf Teller und servieren Sie sie sofort.

Genießen!

Ernährung: Kalorien 133, Fett 3, Ballaststoffe 4, Kohlenhydrate 10, Protein 5

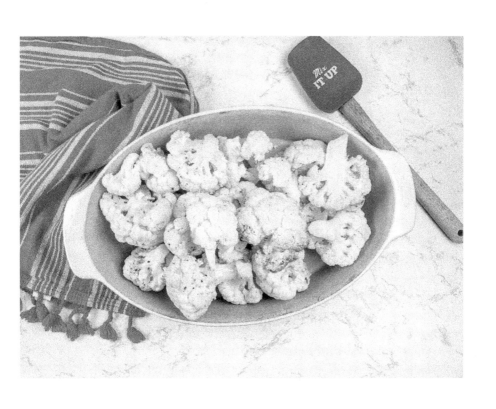

Kokos-Hühnchen-Auflauf

Zubereitungszeit: 10 Minuten Garzeit: 25 Minuten Portionen: 4

Zutaten:

- 4 Lindenblätter, zerrissen
- 1 Tasse Gemüsebrühe
- 1 Zitronengrasstiel, gehackt
- 1 Zoll Stück, gerieben
- 1 Pfund Hühnerbrust, ohne Haut, ohne Knochen und in dünne Streifen geschnitten
- 8 Unzen Pilze, gehackt
- 4 thailändische Chilis, gehackt
- 4 Esslöffel Fischsauce
- 6 Unzen Kokosmilch
- ¼ Tasse Limettensaft
- ¼ Tasse Koriander, gehackt
- Salz und schwarzer Pfeffer nach Geschmack

Richtungen:

1. Brühe in eine Pfanne geben, die zu Ihrer Luftfritteuse passt, bei mittlerer Hitze zum Kochen bringen, Zitronengras, Ingwer und Limettenblätter hinzufügen, umrühren und 10 Minuten kochen lassen.

2. Die Suppe abseihen, in die Pfanne zurückkehren, Hühnchen, Pilze, Milch, Chilis, Fischsauce, Limettensaft, Koriander, Salz und Pfeffer hinzufügen, umrühren, in die Luftfritteuse geben und 15 Minuten bei 30 ° C kochen lassen.

3. In Schalen teilen und servieren.

Genießen!

Ernährung: Kalorien 150, Fett 4, Ballaststoffe 4, Kohlenhydrate 6, Protein 7

Putenburger

Zubereitungszeit: 10 Minuten Garzeit: 8 Minuten Portionen: 4

Zutaten:

- 1 Pfund Putenfleisch, gemahlen
- 1 Schalotte, gehackt
- Ein Spritzer Olivenöl
- 1 kleiner Jalapenopfeffer, gehackt
- 2 Teelöffel Limettensaft
- Schale von 1 Limette, gerieben
- Salz und schwarzer Pfeffer nach Geschmack
- 1 Teelöffel Kreuzkümmel, gemahlen
- 1 Teelöffel süßer Paprika
- Guacamole zum Servieren

Richtungen:

1. In einer Schüssel Putenfleisch mit Salz, Pfeffer, Kreuzkümmel, Paprika, Schalotte, Jalapeno, Limettensaft und Schale mischen, gut umrühren, Burger aus dieser Mischung formen, das Öl darüber träufeln, in eine vorgeheizte Luftfritteuse geben und bei 370 ° C kochen Grad F für 8 Minuten auf jeder Seite.

2. Auf Teller verteilen und mit Guacamole darüber servieren.

Genießen!

Ernährung: Kalorien 200, Fett 12, Ballaststoffe 0, Kohlenhydrate 0, Protein 12

Lachs und Spargel

Zubereitungszeit: 10 Minuten Garzeit: 23 Minuten Portionen: 4

Zutaten:

- 1 Pfund Spargel, getrimmt
- 1 Esslöffel Olivenöl
- Eine Prise süßer Paprika
- Salz und schwarzer Pfeffer nach Geschmack
- Eine Prise Knoblauchpulver
- Eine Prise Cayennepfeffer
- 1 rote Paprika, halbieren
- 4 Unzen geräucherter Lachs

Richtungen:

1. Legen Sie Spargelstangen und Paprika auf ein Backblech, das zu Ihrer Luftfritteuse passt, fügen Sie Salz, Pfeffer, Knoblauchpulver, Paprika, Olivenöl, Cayennepfeffer hinzu, werfen Sie es zum Überziehen, geben Sie es in die Fritteuse und kochen Sie es 8 Minuten lang bei 390 Grad Fahrenheit, umdrehen und weitere 8 Minuten kochen lassen.

2. Lachs hinzufügen, 5 Minuten kochen lassen, alles auf Teller verteilen und servieren.

Genießen!

Ernährung: Kalorien 90, Fett 1, Faser 1, Kohlenhydrate 1,2, Protein 4

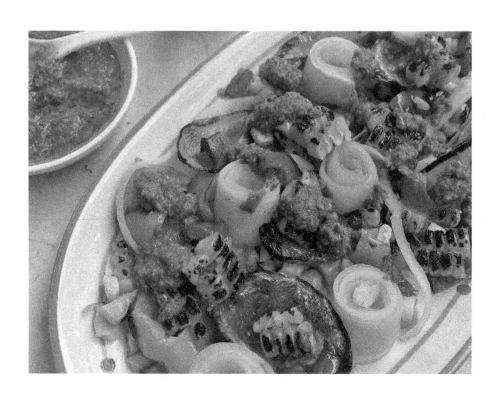

Einfaches Hühnchen-Mittagessen

Zubereitungszeit: 10 Minuten Garzeit: 20 Minuten Portionen: 6

Zutaten:

- 1 Bund Grünkohl, gehackt
- Salz und schwarzer Pfeffer nach Geschmack
- ¼ Tasse Hühnerbrühe
- 1 Tasse Hühnchen, zerkleinert
- 3 Karotten, gehackt
- 1 Tasse Shiitake-Pilze, grob geschnitten

Richtungen:

1. Mischen Sie in einem Mixer Brühe mit Grünkohl, pulsieren Sie einige Male und gießen Sie sie in eine Pfanne, die zu Ihrer Luftfritteuse passt.

2. Fügen Sie Huhn, Pilze, Karotten, Salz und Pfeffer hinzu, werfen Sie, werfen Sie in Ihre Luftfritteuse und kochen Sie bei 350 Grad F für 18 Minuten.

Genießen!

Ernährung: Kalorien 180, Fett 7, Ballaststoffe 2, Kohlenhydrate 10, Protein 5

Hühnchen-Mais-Auflauf

**Zubereitungszeit: 10 Minuten Garzeit: 30 Minuten Portionen:
6**

Zutaten:

- 1 Tasse saubere Hühnerbrühe
- 2 Teelöffel Knoblauchpulver
- Salz und schwarzer Pfeffer nach Geschmack
- 6 Unzen Kokosmilch in Dosen
- 1 und ½ Tassen grüne Linsen
- 2 Pfund Hähnchenbrust, ohne Haut, ohne Knochen und
  gewürfelt
- 1/3 Tasse Koriander, gehackt
- 3 Tassen Mais
- 3 Handvoll Spinat
- 3 grüne Zwiebeln, gehackt

Richtungen:

1. Mischen Sie in einer Pfanne, die zu Ihrer Luftfritteuse passt, Brühe mit Kokosmilch, Salz, Pfeffer, Knoblauchpulver, Huhn und Linsen.

2. Fügen Sie Mais, Frühlingszwiebeln, Koriander und Spinat hinzu, rühren Sie sich gut um, geben Sie sie in Ihre Luftfritteuse und kochen Sie sie 30 Minuten lang bei 350 Grad Fahrenheit.

Genießen!

Ernährung: Kalorien 345, Fett 12, Ballaststoffe 10, Kohlenhydrate 20, Protein 44

Hühnchen-Zucchini-Mittagsmischung

Zubereitungszeit: 10 Minuten Garzeit: 20 Minuten Portionen: 4

Zutaten:

- 4 Zucchini, mit einem Spiralizer schneiden
- 1 Pfund Hähnchenbrust, ohne Haut, ohne Knochen und gewürfelt
- 2 gehackte Knoblauchzehen
- 1 Teelöffel Olivenöl
- Salz und schwarzer Pfeffer nach Geschmack
- 2 Tassen Kirschtomaten, halbiert
- ½ Tasse Mandeln, gehackt

Für das Pesto:

- 2 Tassen Basilikum
- 2 Tassen Grünkohl, gehackt
- 1 Esslöffel Zitronensaft
- 1 Knoblauchzehe
- ¾ Tasse Pinienkerne
- ½ Tasse Olivenöl
- Eine Prise Salz

Richtungen:

1. Mischen Sie in Ihrer Küchenmaschine Basilikum mit Grünkohl, Zitronensaft, Knoblauch, Pinienkernen, Öl und einer Prise Salz, pulsieren Sie gut und lassen Sie es beiseite.

2. Erhitzen Sie eine Pfanne, die zu Ihrer Luftfritteuse passt, mit dem Öl bei mittlerer Hitze, fügen Sie Knoblauch hinzu, rühren Sie um und kochen Sie 1 Minute lang.

3. Fügen Sie Huhn, Salz, Pfeffer, Rühren, Mandeln, Zucchininudeln, Knoblauch, Kirschtomaten und das Pesto hinzu, das Sie zu Beginn gemacht haben, rühren Sie es vorsichtig um, geben Sie es in eine vorgeheizte Luftfritteuse und kochen Sie es 17 Minuten lang bei 360 Grad Fahrenheit.

4. Auf Teller verteilen und zum Mittagessen servieren.

Genießen!

Ernährung: Kalorien 344, Fett 8, Ballaststoffe 7, Kohlenhydrate 12, Protein 16

Auflauf mit Hühnchen, Bohnen, Mais und Quinoa

Zubereitungszeit: 10 Minuten Garzeit: 30 Minuten Portionen: 8

Zutaten:

- 1 Tasse Quinoa, bereits gekocht
- 3 Tassen Hühnerbrust, gekocht und zerkleinert
- 14 Unzen schwarze Bohnen in Dosen
- 12 Unzen Mais
- ½ Tasse Koriander, gehackt
- 6 Grünkohlblätter, gehackt
- ½ Tasse Frühlingszwiebeln, gehackt
- 1 Tasse saubere Tomatensauce
- 1 Tasse saubere Salsa
- 2 Teelöffel Chilipulver
- 2 Teelöffel Kreuzkümmel, gemahlen
- 3 Tassen Mozzarella, zerkleinert
- 1 Esslöffel Knoblauchpulver
- Kochspray
- 2 Jalapenopfeffer, gehackt

Richtungen:

1. Sprühen Sie eine Auflaufform, die zu Ihrer Luftfritteuse passt, mit Kochspray ein, fügen Sie Quinoa, Huhn, schwarze Bohnen, Mais, Koriander, Grünkohl, Frühlingszwiebeln, Tomatensauce, Salsa, Chilipulver, Kreuzkümmel, Knoblauchpulver, Jalapenos und Mozzarella hinzu, werfen Sie, führen Sie ein in Ihrer Friteuse und kochen Sie bei 350 Grad F für 17 Minuten.

2. Zum Mittagessen in Scheiben schneiden und warm servieren.

Genießen!

Ernährung: Kalorien 365, Fett 12, Ballaststoffe 6, Kohlenhydrate 22, Protein 26

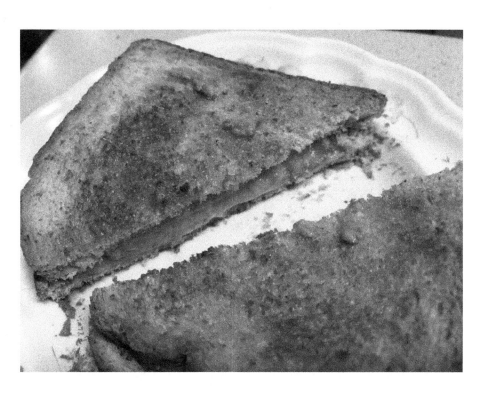

Air Fryer Side Dish Rezepte

Kartoffelecken

Zubereitungszeit: 10 Minuten Garzeit: 25 Minuten Portionen: 4

Zutaten:

- 2 Kartoffeln, in Keile geschnitten
- 1 Esslöffel Olivenöl
- Salz und schwarzer Pfeffer nach Geschmack
- 3 Esslöffel Sauerrahm
- 2 Esslöffel süße Chilisauce

Richtungen:

1. Mischen Sie in einer Schüssel Kartoffelschnitze mit Öl, Salz und Pfeffer, werfen Sie sie gut um, geben Sie sie in den Korb der Luftfritteuse und kochen Sie sie 25 Minuten lang bei 360 Grad Fahrenheit, wobei Sie sie einmal umdrehen.

2. Kartoffelecken auf Teller verteilen, Sauerrahm und Chilisauce darüber träufeln und als Beilage servieren.

Genießen!

Ernährung: Kalorien 171, Fett 8, Ballaststoffe 9, Kohlenhydrate 18, Protein 7

Pilz-Beilage

Zubereitungszeit: 10 Minuten Garzeit: 8 Minuten Portionen: 4

Zutaten:

- 10 Champignons, Stängel entfernt
- 1 Esslöffel italienisches Gewürz
- Salz und schwarzer Pfeffer nach Geschmack
- 2 Esslöffel Cheddar-Käse, gerieben
- 1 Esslöffel Olivenöl
- 2 Esslöffel Mozzarella, gerieben
- 1 Esslöffel Dill, gehackt

Richtungen:

1. In einer Schüssel Pilze mit italienischem Gewürz, Salz, Pfeffer, Öl und Dill mischen und gut einreiben.

2. Ordnen Sie die Pilze im Korb Ihrer Luftfritteuse an, streuen Sie jeweils Mozzarella und Cheddar darüber und kochen Sie sie 8 Minuten lang bei 360 Grad Fahrenheit.

3. Teilen Sie sie auf Teller und servieren Sie sie als Beilage.

Genießen!

Ernährung: Kalorien 241, Fett 7, Ballaststoffe 8, Kohlenhydrate 14, Protein 6

Süßkartoffelpommes

Zubereitungszeit: 10 Minuten Garzeit: 20 Minuten Portionen: 2

Zutaten:

- 2 Süßkartoffeln, geschält und in mittelgroße Pommes geschnitten
- Salz und schwarzer Pfeffer nach Geschmack
- 2 Esslöffel Olivenöl
- ½ Teelöffel Currypulver
- ¼ Teelöffel Koriander, gemahlen
- ¼ Tasse Ketchup
- 2 Esslöffel Mayonnaise
- ½ Teelöffel Kreuzkümmel, gemahlen
- Eine Prise Ingwerpulver
- Eine Prise Zimtpulver

Richtungen:

1. Mischen Sie im Korb Ihrer Luftfritteuse Süßkartoffel-Pommes mit Salz, Pfeffer, Koriander, Curry-Pulver und Öl, werfen Sie sie gut um und kochen Sie sie 20 Minuten lang bei 37 ° C, wobei Sie sie einmal umdrehen.

2. In einer Schüssel Ketchup mit Mayo, Kreuzkümmel, Ingwer und Zimt mischen und gut verquirlen.

3. Pommes auf Teller verteilen, Ketchup-Mix darüber träufeln und als Beilage servieren.

Genießen!

Ernährung: Kalorien 200, Fett 5, Ballaststoffe 8, Kohlenhydrate 9, Protein 7

Mais mit Limette und Käse

Zubereitungszeit: 10 Minuten Garzeit: 15 Minuten Portionen: 2

Zutaten:

- 2 Maiskolben, Schalen entfernt
- Ein Spritzer Olivenöl
- ½ Tasse Feta-Käse, gerieben
- 2 Teelöffel süßer Paprika
- Saft aus 2 Limetten

Richtungen:

1. Reiben Sie Mais mit Öl und Paprika ein, legen Sie ihn in Ihre Luftfritteuse und kochen Sie ihn 15 Minuten lang bei 400 Grad Fahrenheit.
2. Mais auf Teller verteilen, Käse darüber streuen, Limettensaft beträufeln und als Beilage servieren.

Genießen!

Ernährung: Kalorien 200, Fett 5, Ballaststoffe 2, Kohlenhydrate 6, Protein 6

Hasselback Kartoffeln

Zubereitungszeit: 10 Minuten Garzeit: 20 Minuten Portionen: 2

Zutaten:

- 2 Kartoffeln, geschält und fast horizontal in dünne Scheiben geschnitten
- 2 Esslöffel Olivenöl
- 1 Teelöffel Knoblauch, gehackt
- Salz und schwarzer Pfeffer nach Geschmack
- ½ Teelöffel Oregano, getrocknet
- ½ Teelöffel Basilikum, getrocknet
- ½ Teelöffel süßer Paprika

Richtungen:

1. In einer Schüssel Öl mit Knoblauch, Salz, Pfeffer, Oregano, Basilikum und Paprika mischen und gut verquirlen.

2. Reiben Sie die Kartoffeln mit dieser Mischung ein, legen Sie sie in den Korb Ihrer Luftfritteuse und braten Sie sie 20 Minuten lang bei 360 Grad Fahrenheit.

3. Teilen Sie sie auf Teller und dienen Sie als Beilage. Genießen!

Ernährung: Kalorien 172, Fett 6, Ballaststoffe 6, Kohlenhydrate 9, Protein 6

Rosenkohl Beilage

Zubereitungszeit: 10 Minuten Garzeit: 15 Minuten Portionen: 4

Zutaten:

- 1 Pfund Rosenkohl, geschnitten und halbiert
- Salz und schwarzer Pfeffer nach Geschmack
- 6 Teelöffel Olivenöl
- ½ Teelöffel Thymian, gehackt
- ½ Tasse Mayonnaise
- 2 Esslöffel gerösteter Knoblauch, zerkleinert

Richtungen:

1. Mischen Sie in Ihrer Luftfritteuse Rosenkohl mit Salz, Pfeffer und Öl, werfen Sie ihn gut um und kochen Sie ihn 15 Minuten lang bei 390 Grad Fahrenheit.

2. In einer Schüssel Thymian mit Mayo und Knoblauch mischen und gut verquirlen.

3. Rosenkohl auf Teller verteilen, Knoblauchsauce darüber träufeln und als Beilage servieren.

Genießen!

Ernährung: Kalorien 172, Fett 6, Ballaststoffe 8, Kohlenhydrate 12, Protein 6

Cremige luftgebratene Kartoffelbeilage

Zubereitungszeit: 10 Minuten Garzeit: 1 Stunde und 20 Minuten Portionen: 2

Zutaten:

- 1 große Kartoffel
- 2 Speckstreifen, gekocht und gehackt
- 1 Teelöffel Olivenöl
- 1/3 Tasse Cheddar-Käse, zerkleinert
- 1 Esslöffel Frühlingszwiebeln, gehackt
- Salz und schwarzer Pfeffer nach Geschmack
- 1 Esslöffel Butter
- 2 Esslöffel Sahne

Richtungen:

1. Reiben Sie die Kartoffel mit Öl ein, würzen Sie sie mit Salz und Pfeffer, legen Sie sie in eine vorgeheizte Luftfritteuse und kochen Sie sie 30 Minuten lang bei 400 Grad Fahrenheit.
2. Kartoffel wenden, weitere 30 Minuten kochen lassen, auf ein Schneidebrett legen, abkühlen lassen, der Länge

nach halbieren und das Fruchtfleisch in eine Schüssel geben.

3. Fügen Sie Speck, Käse, Butter, Sahne, Frühlingszwiebeln, Salz und Pfeffer hinzu, rühren Sie gut um und füllen Sie die Kartoffelschalen mit dieser Mischung.

4. Bringen Sie die Kartoffeln wieder in Ihre Luftfritteuse und kochen Sie sie 20 Minuten lang bei 400 Grad Fahrenheit.

5. Auf Teller verteilen und als Beilage servieren.

Genießen!

Ernährung: Kalorien 172, Fett 5, Ballaststoffe 7, Kohlenhydrate 9, Protein 4

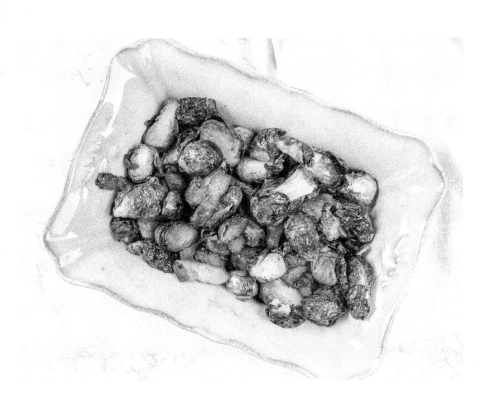

Grüne Bohnen Beilage

Zubereitungszeit: 10 Minuten Garzeit: 25 Minuten Portionen: 4

Zutaten:

- 1 und ½ Pfund grüne Bohnen, geschnitten und 2 Minuten lang gedämpft
- Salz und schwarzer Pfeffer nach Geschmack
- ½ Pfund Schalotten, gehackt
- ¼ Tasse Mandeln, geröstet
- 2 Esslöffel Olivenöl

Richtungen:

1. Mischen Sie im Korb Ihrer Luftfritteuse grüne Bohnen mit Salz, Pfeffer, Schalotten, Mandeln und Öl, werfen Sie sie gut um und kochen Sie sie 25 Minuten lang bei 400 Grad Fahrenheit.

2. Auf Teller verteilen und als Beilage servieren.

Genießen!

Ernährung: Kalorien 152, Fett 3, Ballaststoffe 6, Kohlenhydrate 7, Protein 4

Gerösteter Kürbis

Zubereitungszeit: 10 Minuten Garzeit: 12 Minuten Portionen: 4

Zutaten:

- 1 und ½ Pfund Kürbis, entkernt, in Scheiben geschnitten und grob gehackt
- 3 gehackte Knoblauchzehen
- 1 Esslöffel Olivenöl
- Eine Prise Meersalz
- Eine Prise brauner Zucker
- Eine Prise Muskatnuss, gemahlen
- Eine Prise Zimtpulver

Richtungen:

1. Mischen Sie im Korb Ihrer Luftfritteuse Kürbis mit Knoblauch, Öl, Salz, braunem Zucker, Zimt und Muskatnuss, werfen Sie ihn gut um, decken Sie ihn ab und kochen Sie ihn 12 Minuten lang bei 37 ° C.

2. Auf Teller verteilen und als Beilage servieren.

Genießen!

Ernährung: Kalorien 200, Fett 5, Ballaststoffe 4, Kohlenhydrate 7, Protein 4

Parmesanpilze

Zubereitungszeit: 10 Minuten Garzeit: 15 Minuten Portionen: 3

Zutaten:

- 9 Knopf Pilzkappen
- 3 Cremecrackerscheiben, zerbröckelt
- 1 Eiweiß
- 2 Esslöffel Parmesan, gerieben
- 1 Teelöffel italienisches Gewürz
- Eine Prise Salz und schwarzer Pfeffer
- 1 Esslöffel Butter, geschmolzen

Richtungen:

1. In einer Schüssel Cracker mit Eiweiß, Parmesan, italienischem Gewürz, Butter, Salz und Pfeffer mischen, gut umrühren und die Pilze mit dieser Mischung füllen.

2. Ordnen Sie die Pilze im Korb Ihrer Luftfritteuse an und kochen Sie sie 15 Minuten lang bei 360 Grad Fahrenheit.

3. Auf Teller verteilen und als Beilage servieren.

Genießen!

Ernährung: Kalorien 124, Fett 4, Ballaststoffe 4, Kohlenhydrate 7, Protein 3

Knoblauchkartoffeln

Zubereitungszeit: 10 Minuten Garzeit: 20 Minuten Portionen: 6

Zutaten:

- 2 Esslöffel Petersilie, gehackt
- 5 Knoblauchzehen, gehackt
- ½ Teelöffel Basilikum, getrocknet
- ½ Teelöffel Oregano, getrocknet
- 3 Pfund rote Kartoffeln, halbiert
- 1 Teelöffel Thymian, getrocknet
- 2 Esslöffel Olivenöl
- Salz und schwarzer Pfeffer nach Geschmack
- 2 Esslöffel Butter
- 1/3 Tasse Parmesan, gerieben

Richtungen:

1. Mischen Sie in einer Schüssel Kartoffelhälften mit Petersilie, Knoblauch, Basilikum, Oregano, Thymian, Salz, Pfeffer, Öl und Butter, werfen Sie sie gut um und geben Sie sie in den Korb Ihrer Luftfritteuse.

2. Bedecken Sie und kochen Sie bei 400 Grad F für 20 Minuten, drehen Sie sie einmal um.

3. Parmesan darüber streuen, Kartoffeln auf Teller verteilen und als Beilage servieren.

Genießen!

Ernährung: Kalorien 162, Fett 5, Ballaststoffe 5, Kohlenhydrate 7, Protein 5

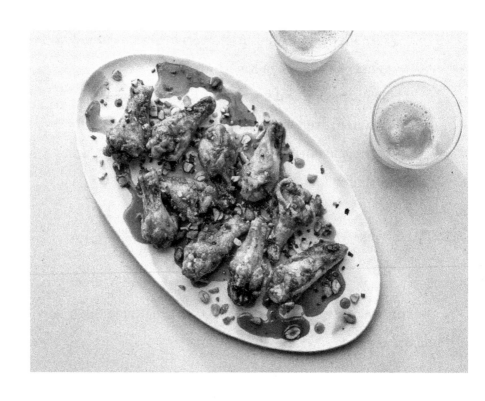

Auberginen Beilage

Zubereitungszeit: 10 Minuten Garzeit: 10 Minuten Portionen: 4

Zutaten:

- 8 Baby-Auberginen, in der Mitte geschöpft und Fruchtfleisch reserviert
- Salz und schwarzer Pfeffer nach Geschmack
- Eine Prise Oregano, getrocknet
- 1 grüne Paprika, gehackt
- 1 Esslöffel Tomatenmark
- 1 Bund Koriander, gehackt
- ½ Teelöffel Knoblauchpulver
- 1 Esslöffel Olivenöl
- 1 gelbe Zwiebel, gehackt
- 1 Tomate gehackt

Richtungen:

1. Eine Pfanne mit dem Öl bei mittlerer Hitze erhitzen, Zwiebel hinzufügen, umrühren und 1 Minute kochen lassen.

2. Salz, Pfeffer, Auberginenpulpe, Oregano, grüne Paprika, Tomatenmark, Knoblauch, Koriander und Tomate hinzufügen, umrühren, weitere 1-2 Minuten kochen lassen, Hitze abnehmen und abkühlen lassen.

3. Füllen Sie Auberginen mit dieser Mischung, legen Sie sie in den Korb Ihrer Luftfritteuse und kochen Sie sie 8 Minuten lang bei 360 Grad Fahrenheit.

4. Auberginen auf Teller verteilen und als Beilage servieren.

Genießen!

Ernährung: Kalorien 200, Fett 3, Ballaststoffe 7, Kohlenhydrate 12, Protein 4

Pilze und saure Sahne

Zubereitungszeit: 10 Minuten Garzeit: 10 Minuten Portionen:
6

Zutaten:

- 2 Speckstreifen, gehackt
- 1 gelbe Zwiebel, gehackt
- 1 grüne Paprika, gehackt
- 24 Pilze, Stängel entfernt
- 1 Karotte, gerieben
- ½ Tasse saure Sahne
- 1 Tasse Cheddar-Käse, gerieben
- Salz und schwarzer Pfeffer nach Geschmack

Richtungen:

1. Eine Pfanne bei mittlerer Hitze erhitzen, Speck, Zwiebel, Paprika und Karotte hinzufügen, umrühren und 1 Minute kochen lassen.

2. Salz, Pfeffer und Sauerrahm hinzufügen, 1 Minute weiterrühren, Hitze abnehmen und abkühlen lassen.

3. Füllen Sie die Pilze mit dieser Mischung, streuen Sie Käse darüber und kochen Sie sie 8 Minuten lang bei 360 Grad Fahrenheit.

4. Auf Teller verteilen und als Beilage servieren.

Genießen!

Ernährung: Kalorien 211, Fett 4, Ballaststoffe 7, Kohlenhydrate 8, Protein 3

Auberginen Pommes

Zubereitungszeit: 10 Minuten Garzeit: 5 Minuten Portionen: 4

Zutaten:

- Kochspray
- 1 Aubergine, geschält und in mittelgroße Pommes geschnitten
- 2 Esslöffel Milch
- 1 Ei, geschlagen
- 2 Tassen Panko-Semmelbrösel
- ½ Tasse italienischer Käse, zerkleinert
- Eine Prise Salz und schwarzer Pfeffer nach Geschmack

Richtungen:

1. In einer Schüssel das Ei mit Milch, Salz und Pfeffer mischen und gut verquirlen.

2. In einer anderen Schüssel Panko mit Käse mischen und umrühren.

3. Tauchen Sie Auberginen-Pommes in Eimischung, beschichten Sie sie dann mit Panko-Mischung, legen Sie sie in Ihre mit Kochspray gefettete Luftfritteuse und kochen Sie sie 5 Minuten lang bei 400 Grad Fahrenheit.

4. Auf Teller verteilen und als Beilage servieren.

Genießen!

Ernährung: Kalorien 162, Fett 5, Ballaststoffe 5, Kohlenhydrate 7, Protein 6

Gebratene Tomaten

Zubereitungszeit: 10 Minuten Garzeit: 5 Minuten Portionen: 4

Zutaten:

- 2 grüne Tomaten, in Scheiben geschnitten
- Salz und schwarzer Pfeffer nach Geschmack
- ½ Tasse Mehl
- 1 Tasse Buttermilch
- 1 Tasse Panko-Semmelbrösel
- ½ Esslöffel kreolisches Gewürz
- Kochspray

Richtungen:

1. Tomatenscheiben mit Salz und Pfeffer würzen.
2. Mehl in eine Schüssel geben, Buttermilch in eine andere und Panko-Krümel und kreolische Gewürze in eine dritte.
3. Tomatenscheiben in Mehl, dann in Buttermilch- und Panko-Semmelbrösel eintauchen, in den mit Kochspray gefetteten Korb Ihrer Luftfritteuse legen und 5 Minuten bei 400 Grad Celsius kochen.
4. Auf Teller verteilen und als Beilage servieren.

Genießen!

Ernährung: Kalorien 124, Fett 5, Ballaststoffe 7, Kohlenhydrate 9, Protein 4

Blumenkohlkuchen

Zubereitungszeit: 10 Minuten Garzeit: 10 Minuten Portionen: 6

Zutaten:

- 3 und ½ Tassen Blumenkohlreis
- 2 Eier
- ¼ Tasse Weißmehl
- ½ Tasse Parmesan, gerieben
- Salz und schwarzer Pfeffer nach Geschmack
- Kochspray

Richtungen:

1. Blumenkohlreis in einer Schüssel mit Salz und Pfeffer mischen, umrühren und überschüssiges Wasser auspressen.

2. Übertragen Sie Blumenkohl in eine andere Schüssel, fügen Sie Eier, Salz, Pfeffer, Mehl und Parmesan hinzu, rühren Sie sich gut um und formen Sie Ihre Kuchen.

3. Fetten Sie Ihre Luftfritteuse mit Kochspray ein, erhitzen Sie sie auf 400 Grad, fügen Sie Blumenkohlkuchen hinzu und kochen Sie sie 10 Minuten lang, indem Sie sie zur Hälfte umdrehen.

4. Kuchen auf Teller verteilen und als Beilage servieren.

Genießen!

Ernährung: Kalorien 125, Fett 2, Ballaststoffe 6, Kohlenhydrate 8, Protein 3

Cremiger Rosenkohl

Zubereitungszeit: 10 Minuten Garzeit: 25 Minuten Portionen: 8

Zutaten:

- 3 Pfund Rosenkohl, halbiert
- Ein Spritzer Olivenöl
- 1 Pfund Speck, gehackt
- Salz und schwarzer Pfeffer nach Geschmack
- 4 Esslöffel Butter
- 3 Schalotten, gehackt
- 1 Tasse Milch
- 2 Tassen Sahne
- ¼ Teelöffel Muskatnuss, gemahlen
- 3 Esslöffel Meerrettich zubereitet

Richtungen:

1. Heizen Sie Ihre Luftfritteuse auf 370 Grad F vor, fügen Sie Öl, Speck, Salz und Pfeffer und Rosenkohl hinzu und werfen Sie.

2. Fügen Sie Butter, Schalotten, Sahne, Milch, Muskatnuss und Meerrettich hinzu, werfen Sie erneut und kochen Sie für 25 Minuten.

3. Auf Teller verteilen und als Beilage servieren.

Genießen!

Ernährung: Kalorien 214, Fett 5, Ballaststoffe 8, Kohlenhydrate 12, Protein 5

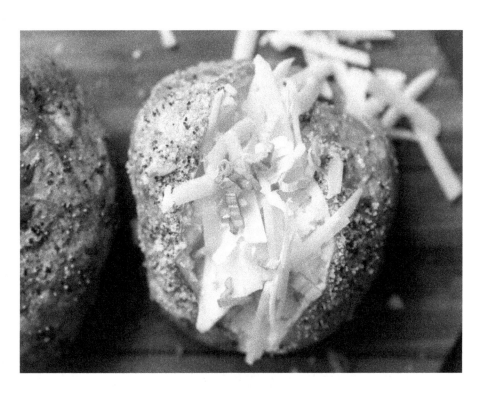

Fazit

Luftbraten ist heutzutage eine der beliebtesten Kochmethoden und Luftfritteusen sind zu einem der erstaunlichsten Werkzeuge in der Küche geworden.

Luftfritteusen helfen Ihnen, in kürzester Zeit gesunde und köstliche Mahlzeiten zuzubereiten! Sie müssen kein Experte in der Küche sein, um spezielle Gerichte für Sie und Ihre Lieben zuzubereiten!

Sie müssen nur eine Luftfritteuse und dieses großartige Luftfritteuse-Kochbuch besitzen!

Sie werden bald die besten Gerichte aller Zeiten zubereiten und alle um Sie herum mit Ihren hausgemachten Mahlzeiten beeindrucken!

Vertrauen Sie uns einfach! Holen Sie sich eine Luftfritteuse und diese nützliche Sammlung von Luftfritteusenrezepten und beginnen Sie Ihr neues Kocherlebnis!

Habe Spaß!